AF166988

Die Autorin

Grit Nusser, Sozialpädagogin und Heilpraktikerin. Sie beschäftigte sich während ihrer Zeit als Heilpraktikerin intensiv mit der Naturheilkunde und gab ihr Wissen auch im Unterricht weiter. Während ihrer Aufenthalte in Xi'an, China, lernte die Autorin verschiedenen Massagetechniken wie TuiNa-AnMo und Gua Sha kennen und schätzen.

Sie wandte chinesische Massage auch erfolgreich bei Hunden an und schrieb das Buch „TuiNa-AnMo für den Hund" (ISBN 9783839132302).
Weitere Bücher der Autorin:
- „Kräuter für den Hund" (ISBN 9783839123584)
- „Ist alt werden gesund?" mit Petra Linder und Rita Menzenbach-Siemens (ISBN 9783839130148)
- „Gua Sha" mit Xiaoying Shang (ISBN 9783842312432)
- „Alternativmedizin für Pferde" mit Rita Menzenbach-Siemens (ISBN 9783844804089)
- „Ba Guan - Die Anwendung des Schröpfens in der Traditionellen Chinesischen Medizin (TCM)" mit Xiaoying Shang (ISBN 9783732249398)

Wickel, Güsse, Wassertreten

Kneipp für Hunde

Danksagung

Danke, Mario,
für Deine unschätzbare Hilfe bei der Arbeit am
Computer!

Bibliografische Information der Deutschen
Nationalbibliothek
Die Deutsche Nationalbibliothek verzeichnet diese
Publikation in der Deutschen Nationalbibliografie;
detaillierte bibliografische Daten sind im Internet
über http://dnb.d-nb.de abrufbar.

Herstellung und Verlag: Books on Demand
GmbH, Norderstedt

ISBN 9783732247141

Inhaltsverzeichnis

Vorwort

Ich möchte beginnen, in dem ich aus dem Buch von Msgr. Sebastian Kneipp *„Meine Wasser-Kur, durch mehr als 35 Jahre erprobt und geschrieben zur Heilung von Krankheiten und Erhaltung der Gesundheit" (50. Auflage, 1894)* zitiere:

„D e m   W e s e n   a l l e r   K r a n k h e i t e n entsprechend, wonach diese durch Störungen des Blutes, nämlich durch anormalen, fehlerhaften Blut umlauf oder durch dem Blute beigemischte, verdor bene fremdartige Bestandtheile, die Krankheitsstoffe, entstehen, v e r f o l g e n die Wasseranwendungen den d r e i f a c h e n   Z w e c k: des A u f l ö s e n s, des A u s s c h e   i d e n s der Krankheitsstoffe und der K r ä f t i g u n g des Organismus....

...Wer immer die Wirkung des Wassers versteht und in seiner überaus mannigfaltigen Art anzuwenden weiß, besitzt ein H e i l m i t t e l, welches von k e i n e m a n d e r e n, wie immer Namen habenden Mittel ü b e r t r o f f e n werden kann. Keines ist mannigfaltiger in der Wirkung, sozusagen dehnbarer als das Wasser. In der Schöpfung beginnt es mit dem unsichtbaren Luft= oder Dampfkügelchen, setzt sich fort in Tropfen und schließt ab mit dem den größten Theil der Erde erfüllenden Weltmeer. Das muss jedem Hydropathen ein Fingerzeig sein und jedem sagen, dass eine jede A n w e n d u n g, mag sie Wasser in tropfbar oder dehnbar flüssiger Form erfordern, der

*Steigerung von dem gelindesten
bis zum höchsten Grade fähig sei,*
*daß in jedem Einzelfalle nicht der Patient sich nach
dem Wickel, dem Dampf u.s.w., sondern jederzeit
jedwelche Anwendung sich nach dem Patienten zu
richten habe...*

*...Im Allgemeinen mögen an dieser Stelle noch
folgende B e m e r k u n g e n Platz finden, welche die
s ä m t l i c h e n W a s s e r a n w e n d u n g e n
angehen.*

*Keine wie immer Namen habende A n w e n d u n -
g e n k a n n s c h a d e n , w e n n d i e s e l b e i n
d e r v o r s c h r i f t s m ä ß i g e n W e i s e g e -
n o m m e n w i r d...*

*...Es gilt der Grundsatz: J e g e l i n d e r , j e s c h o -
n e n d e r – d e s t o b e s s e r u n d w i r k s a -
m e r."*

Kneipp hatte große Erfahrungen mit den Wasseranwendungen, konnte sie jedoch nicht wissenschaftlich
begründen. Es kam zu Missverständnissen und Übertreibungen, die überwunden werden mussten.

Kritische Überprüfung und wissenschaftliche Erkenntnisse haben nun die Hydrotherapie (Wasserheilkunde)
zu einem wichtigen Bestandteil der alternativen
Medizin gemacht.

Was ist Naturheilkunde?

Naturheilverfahren sind Behandlungsmethoden, die sich an die Heilfähigkeit des Körpers wenden, Heilmittel verwenden, die in der Natur vorkommen, und den Körper als Ganzes sehen. Es sind Methoden, die versuchen, das gestörte Gleichgewicht des Organismus mit seiner Umwelt wieder herzustellen. Sie behandeln Krankheiten unter Anwendung natürlicher Reize (Wärme, Kälte, Bewegung, Licht, Wasser...). So sollen Reaktionen im Körper hervorgerufen werden, die zur Heilung krankhafter Zustände führen.

Diese natürlichen Heilmethoden gelten heute als anerkannt; man kann sie auch wissenschaftlich erklären.

Die Erkenntnis, dass in jedem Organismus eine Kraft wirkt, die Naturheilkraft, ist Ausgangspunkt der Naturheilkunde. Sie sitzt nicht in einem bestimmten Organ, sondern im gesamten Organismus. Wir tun gut daran, sie zu unterstützen und so Krankheiten vorzubeugen.

Ein gesunder Organismus ist in der Lage, alle auf ihn einwirkenden Bedrohungen und Reize abzuwehren, ohne dass das subjektive Befinden beeinträchtigt wird.

Kurz gesagt: „Leben heißt, auf Reize zu reagieren zu können".

Die Wissenschaftler Arndt und Schulz stellten die nach Ihnen benannte Regel auf: *„Kleine Reize fachen die Lebensfunktionen an, starke hemmen sie und stärkste heben sie auf"*. Eine weitere Erkenntnisse besagt: *„Der einzelne Organismus empfindet den gleichen Reiz verschieden und reagiert unterschiedlich darauf, je nach Verfassung und dem aktuellen Kräftezustand"*.

Kneipps Erfahrung war: *„Der schwächste Reiz, der gerade noch ausreicht, die gewünschte Reaktion hervorzurufen, stellt die beste Reizstärke dar. Zu schwache Reize sind nutzlos und können jederzeit wiederholt und verstärkt werden, ein zu starker Reiz kann schaden und nicht rückgängig gemacht werden. Auf häufige, gleichbleibende Reize reagiert der Organismus nicht mehr. Er hat sich daran gewöhnt"*.

Wird jedoch Körper oder Seele zu starken Reizen oder Belastungen ausgesetzt, entsteht Krankheit. Auch die Verweichlichung kann die Abwehrkräfte gegen schädigende Umwelteinflüsse und Infektionen erlahmen lassen. Hier kann eine stufenweise Abhärtung helfen. Schon Kneipp betonte stets: *„Vorbeugung ist besser als Heilen"*.

Hippokrates sagte bereits vor 2000 Jahren: *"Die Natur heilt, der Arzt behandelt"*.

Eines der wichtigsten Bereiche der Naturheilkunde ist wohl die Therapie mit verschieden temperiertem Wasser.

Die Wegbereiter der heutigen Wasserkur

Viele Methoden waren bereits den hervorragenden Ärzten des klassischen Altertums bekannt. Schon **Hippokrates** (460 – 370 v.Ch.) praktizierte die Wasser- oder Hydrotherapie.

Nach dem Untergang dieser Kulturen geriet auch die medizinische Kunst in Vergessenheit. Im Mittelalter wurden die Wasser-Anwendungen von vielen Ärzten abgelehnt und nur von wenigen Ärzten praktiziert.

1732 war es **Dr. med. Siegmund Hahn**, Stadtarzt in Liegnitz, und später seine Söhne **Johann Siegmund** und **Johann Gottfried Hahn** (sie wurden auch die „Wasserhähne" genannt), die sich mit Naturheilkunde und der wissenschaftlichen Wasserheilkunde befassten.

Siegmund Hahn behandelte seinen an schweren Nervenfieber erkrankten Sohn Johann Gottfried erfolgreich mit kaltem Wasser. Er empfahl, das Wasser nicht nur äußerlich, sondern auch innerlich anzuwenden.

Johann Siegmund Hahn schrieb das Buch *„Unterricht von Krafft und Würckung des frischen Wassers in die Leiber der Menschen"*. Er wurde, gemeinsam mit seinem Vater, zum Begründer der naturheilkundlichen und der wissenschaftlichen Hydrotherapie in Deutschland. Sie wendeten Wasser innerlich, aber auch äußerlich in Form von Bädern, Packungen, Umschlägen und Klistieren an.

Vincenz Prießnitz, (1799 – 1851) ein Bauer aus Gräfenberg, entdeckte ebenfalls die Heilkraft des Wassers. Ob er das Buch Hahn's kannte, ist nicht bekannt. Er gilt als Erneuerer der Kaltwasserkur in Österreich und Deutschland.

Er verwendete anfangs nur kaltes Wasser bei Verrenkungen, Verstauchungen, Quetschungen, Wunden,...in Form von Waschungen und Umschlägen und erkannte, dass die Wärme, die durch das kalte Wasser erzeugt wurde, heilend war. Später behandelte er auch innere Erkrankungen. Wichtig für ihn war die Abhärtung durch eiskaltes Duschen, oft aus einer Höhe von mehreren Metern. Waren es anfangs Ganz- und Teilwaschungen, Umschläge, Trinkkuren und Diät, so verordnete er später Luftbäder, Schwitzen und schuf den „**Prießnitzwickel**".

Sein Schulkamerad **Johann Schroth** (1800 – 1856) war Fuhrmann, Kavallerist und Helfer eines Tierarztes, der seine ersten Erfahrungen bei der Behandlung kranker Tiere sammelte. Die Erfolge Prießnitz' weckten seinen Ehrgeiz.

Er machte sich einen Namen bei der Behandlung von Verrenkungen und Knochenbrüchen. Als ein Pferd sein Knie durch einen Huftritt so schwer verletzte, dass es steif blieb, verbesserten sich durch nasskalte Umschläge die Beschwerden.

Durch seine Naturbeobachtungen fand er sein wichtigstes Heilmittel: die feuchte Wärme und er beobachtete, dass kranke Tiere die Nahrung verweigern.

Dies übertrug er auch auf Menschen und entwickelte die „**Schroth – Kur**", deren Grundlage das Fasten, Dursten und feuchte Wärme war.

Sebastian Kneipp (1821 – 1897) stammte aus einem armen Elternhaus. Er studierte ab 1848 Theologie. Als er 1849 an Tuberkulose erkrankte, entdeckte er zufällig das Buch „Unterricht von Krafft und Würckung des frischen Wassers in die Leiber der Menschen" von J.S. Hahn, das ihn sehr beeindruckte. Er stieg mehrfach für wenige Augenblicke in die eiskalte Donau; das half ihm, die Krankheit zu überwinden. Ihm wurden die täglichen Wasser-Anwendungen ein Bedürfnis. Heimlich behandelte er Kommilitonen, die ebenfalls an Tuberkulose erkrankten. Er beschäftigte sich sehr mit diesen Wasseranwendungen, las viele Bücher darüber und hörte von Vinzenz Prießnitz, der schon seit 30 Jahren mit Wasser behandelte. 1852 empfing er in Augsburg die Priesterweihe.

Er wurde mehrere Male wegen „Kurpfuscherei" angezeigt und musste auch eine Erklärung unterschreiben, dass er nicht mehr behandeln werde. 1954 heilte er während einer Cholera-Epidemie in Bayern und Schwaben 42 daran Erkrankte und wurde als „Cholera-Kaplan" bekannt.

Als er 1855 Beichtvater der Dominikanerinnen in Wörishofen wurde, machte er aus der klösterlichen Landwirtschaft einen Großbetrieb. Er behandelte auch mit „Gießanwendungen" Kranke. 1886 beschrieb er seine Erfahrungen im Buch „Meine Wasserkur, durch mehr als 30 Jahre erprobt und geschrieben zur Heilung der Krankheiten und Erhaltung der Gesundheit". Immer häufiger kamen Kranke, die Hilfe von ihm wollten. Es kam zu einem rasanten Aufstieg des Dörfchens; der „Kneippkurort Wörishofen" war entstanden.

Kneippen ist jedoch viel mehr als nur ein „Kaltwasser-Kult". Sein Verdienst war, die Anwendung der wichtigsten Naturheilverfahren zu einem ganzheitlichen Therapie-System zu vereinen. Es stellt ein komplexes Heilverfahren dar, das auf fünf Säulen ruht.

Die **fünf Säulen der Gesundheit nach Kneipp** dienen der Vorbeugung und sind hilfreich bei der Behandlung vieler Krankheiten. Für die ganzheitliche Behandlung sind sie nur gemeinsam sinnvoll, da sie sich ergänzen, ineinander greifen und voneinander abhängig sind. Dazu zählt man

- **Hydrotherapie** (Wasseranwendungen) wie Güsse, Bäder, Waschungen, Wickel, Wassertreten.

- **Bewegungstherapie,** da dadurch das Herz-Kreislaufsystem verbessert und vermeht Sauerstoff allen Organen zugeführt wird. Außerdem wirkt es ausgleichend auf das Nervensystem. Junge, gesunde Hunde sind in der Regel voller Bewegungsdrang, bei alten und kranken Hunden muss auf eine maßvolle Bewegung geachtet werden.

- **Ernährung.** Viele Erkrankungen oder Funktionsstörungen haben heute eine ernährungsbedingte Komponente. Deshalb ist auf eine artgerechte Fütterung zu achten.

- **Phytotherapie** (Kräuterheilkunde). Innerhalb einer Kneipptherapie werden auch die verschiedensten traditionellen Heilpflanzen eingesetzt, die ebenfalls den Körper entgiften und das Immunsystem stärken.
  Kneipp schrieb:" *Ich habe viele Jahre hindurch zum größten Teil mit Kräutern und weniger mit Wasser kuriert und dabei die schönsten Erfolge erzielt.* "
  Pflanzen können lebenswichtige Medikamente nicht ersetzen, aber sie sind im Alltag unentbehrlich und helfen bei leichteren und vielen chronischen Krankheitsbildern (siehe: Grit Nusser, „Kräuter für den Hund" mit vielen Kräuterrezepten; BOD-Verlag).

- **Ordnungstherapie:** Kneipp sieht die Einheit von Körper und Seele, auch in der Therapie.

Was bewirkt die Anwendung von Wasser?

Kneipp schreibt in seinem 1894 erschienenen Buch „Meine Wasser-Kur, durch mehr als 35 Jahren erprobt..." (50. Auflage):

„Auf welche Weise bewirkt das Wasser die Heilung?
.....Auflösen, ausleiten (gleichsam abwaschen), kräftigen, diese drei Eigenschaften des Wassers genügen uns, und wir stellen die Behauptung auf:

Das Wasser, speziell (im Besonderen) unsere Wasserkur heilt alle überhaupt heilbaren Krankheiten; denn ihre verschiedenen Wasseranwendungen zielen darauf ab, die Wurzeln der Krankheit auszuheben; sie sind im Stande:

a) *die Krankheitsstoffe im Blute aufzulösen*
b) *das Aufgelöste auszuscheiden*
c) *das so gereinigte Blut wieder in die richtige Circulation zu bringen*
d) *endlich den geschwächten Organismus zu stählen, d.i. zu neuer Thätigkeit zu kräftigen."*

Allerdings kam ihm und seinen Schülern nach und nach die Erkenntnis, dass nicht alle Krankheiten mit seiner oder irgendeiner anderen Wasserkur heilbar sind, aber bei vielen Krankheiten ist eine Wasserbehandlung allein oder in Kombination mit einer anderen ärztlichen Verordnung sehr erfolgreich.

Generell haben die Wasseranwendungen einen

- ab- und ausleitenden
- entzündungshemmenden
- abhärtenden
- wärmeentziehenden
- kräftigenden
- die Gefäße trainierenden (damit sie elastisch bleiben oder wieder werden), sowie
- auf den Kreislauf wirkenden Effekt
- eine entspannende Wirkung auf das vegetative Nerven-
- und Hormonsystem und steigern
- die körperliche und
- seelische Widerstandsfähigkeit

Prießnitz, wie auch Kneipp, handelten nach ihren Erfahrungsgrundsätzen, die nicht immer einer kritischen Überprüfung standhielten. Wissenschaftliche Erkenntnisse beseitigten Übertreibungen und Mißverständnisse und bereiteten so den Weg zu einer allgemein anerkannten Therapieform.

Obwohl die Wasseranwendungen nur auf die Haut einwirken, gibt es neben der lokalen noch eine Tiefenwirkung und ebenso eine Fernwirkung, Über die sogenannten kuti – viszeralen Reflexe werden Organe, die mit den Hautstellen nervlich in Verbindung stehen, erreicht. Wir können also über diese Methode auch auf Magen, Darm, Leber, Herz und Niere Einfluss nehmen. Besonders intensiv sind die Reaktionen des Nervensystems, und so normalisieren sich Funktionen der Nerven und des Kreislaufs. Eine Anregung des Kreislaufs kann zudem Gelenkleiden wie Arthrosen lindern, da die bessere Durchblutung mehr Nährstoffe zum erkrankten Knorpel führt.

Das Kompetenzzentrum für Naturheilverfahren der Universität Jena untersuchte die Wirkung von Wasseranwendungen auf das Immunsystem von Patienten mit chronischer Bronchitis. Nach zehn-wöchiger Behandlung stieg die Zahl der Lymphozyten, also die Blutkörperchen, die für die Vernichtung der Krankheitserreger zuständig sind, um etwa 13 Prozent und die Infekthäufigkeit sank. Die Wissenschaftler gehen davon aus, dass das Immunsystem auf die Kaltwasserbehandlung reagiert, also das Immunsystem trainiert wird.

Dieses „Training des Immunsystems" zeigt beim Menschen nach etwa zehn Wochen Wirkung. Bei Hunden kann man in der Regel nach vier bis sechs Wochen Resultate erwarten.

Wasseranwendungen sollten nicht kritiklos und unzweckmäßig erfolgen. So hilfreich und wirkungsvoll sie auch sind, so sind sie keinesfalls immer gesund und unschädlich. Hier muss zwischen Nutzen und Schaden abgewogen werden.

Sie müssen sich im Klaren darüber sein, was Sie erreichen wollen.

In manchen Lehrbüchern werden nur Kaltreize als zweckmäßig empfohlen, und jede Warmanwendung als Verweichlichung oder unwirksam bezeichnet.

„Warm- und Kaltreize in Form von Wasseranwendungen müssen vielmehr genau so überlegt angewandt und dosiert werden wie jedes andere Heilmittel auch" (Dr. O. Bianco).

Hydro-(=Wasser-)therapie ist eine Thermotherapie, das heißt, Kalt-, Warm- oder Heißreize werden durch das Wasser an die Haut gebracht. Kalte Reize werden vom Körper beantwortet: die Haut wird sofort nach der Wasseranwendung rot und warm.

Der Körper kann auf auf den Reiz nicht reagieren, wenn
- die Reizstärke nicht richtig gewählt wurde
- die Anwendungsform falsch gewählt wurde
- der Patient zu wenig Eigenwärme hat. Er muss erst durch andere Behandlungsformen für die Wasserkur reaktionsfähig gemacht werden

Wird eine kalte Anwendung zu lange oder auf eine kühle, schlecht reagierende Haut gegeben, so wird die Haut nicht warm und rosig, sondern kalt und zyanotisch (bläulich), und es werden vegetative Fehlsteuerungen angeregt.

Der Vorteil einer Kneipptherapie besteht darin, dass viele Anwendungen zu Hause durchgeführt werden können. Dusche, Gießkanne, Schlauch und kleine Wannen oder Schüsseln für Teilbäder reichen als Ausrüstung für nahezu das gesamte Kneipp-Programm.

Wobei helfen Wasseranwendungen?

- Stärkung der körpereigenen Abwehr
- Steigerung der Leistungsfähigkeit
- Verbesserung der Durchblutung
- Kreislauftraining
- Schmerzverringerung und Erhöhung der Beweglichkeit bei Erkrankungen des Bewegungsapparats (z.B. Gelenkentzündung, Arthrose,...)
- Besserung von chronischen Atemwegserkrankungen
- Verbesserung oder Heilung bei Hauterkrankungen
- Hilfe bei Stoffwechselleiden

Die Ableitungsverfahren

Ziel dieser Methode ist die Beeinflussung von Organen und Geweben über Blut und Körpersäfte. Voraussetzung für den normalen Ablauf des Lebens ist die Versorgung jeder einzelnen Körperzelle mit frischem Blut. Stauungen und sonstige Störungen in der Durchblutung müssen aufgelöst werden. Bei Krankheiten und chronischen Leiden ist die Anregung des Blutkreislaufs Voraussetzung für den Heilungserfolg.

Unter **Ableitung** verstehen wir die Entlastung durch Umverteilung einer Stauung oder einer Fülle (Blut oder Gewebsflüssigkeit) in ein anderes zirkulierendes System.
Beispiel: Sonnenstich (Kopf) –> kalter Wadenwickel

Das Ableiten regt die **Selbstheilungskräfte** des Körpers an. Meist findet in den Körperflüssigkeiten die **körpereigene Abwehr** gegen eingedrungene Krankheitserreger, Schadstoffe,..statt. Sind Blut und Lymphe im natürlichen Gleichgewicht, so können Schlacken- und Schadstoffe leichter gelöst und abtransportiert werden.

Auch die **Temperaturregulation** des Körpers wird dadurch beeinflusst. Fieber oder örtliche Wärmeentwicklung bei Entzündungen können mit kühlen Kompressen oder kalten Wickeln um die hinteren Extremitäten abgeleitet werden. Das entlastet den gesamten Organismus.

Ableitungsverfahren helfen bei
- Fieber
- Entzündungen
- Hitzschlag
- Sonnenstich
- einigen Herz- Kreislauferkrankungen
- falsch verteilten Lymphflüssigkeiten

Wie leitet man ab?
- vom Kopf   -->   in Brust, Leib, Extremitäten
- von der Brust -->   in die Extremitäten
- vom Leib   -->   in Hinterbeine, seltener in Vorderbeine
- von innen   -->   nach außen
- von oben   -->   nach unten

- durch kalte und heiße Bäder,
- durch Güsse
- durch Wickel
- Packungen oder
- Kompressen mit und ohne Zusatz

Die Wasseranwendungen

Um die Wasser-(=Hydro-)therapie erfolgreich anzuwenden, müssen Sie sich mit der Technik genau
vertraut machen.
Ich beschreibe hier nur die Maßnahmen, die Sie selbst
und ohne großen Aufwand zu Hause durchführen
können.

Es sind bei der Wassertherapie für Hunde ver-
schiedene Anwendungsformen sinnvoll:
- Kneipp-Güsse, Waschungen, Abreibungen
- Wassertreten
- Wickel, Umschläge, Packungen, Kompressen
- Dämpfe, Inhalationen

Kaltes Wasser (10 – 12°C) ist ein starker Reiz, der
eine hormonale Alarmreaktion auslöst, bei der vor allem Adrenalin und Kortikoide ausgeschüttet werden.

Die bewirken in der **ersten Phase**
- eine Verengung der Blutgefäße der Haut
- ein Blasswerden der Haut
- eine Hemmung der Schweißbildung (nicht beim
  Hund) und eine
- Steigerung des Blutdrucks

in der **zweiten Phase** beobachten wir
- eine Erweiterung der Blutgefäße, dadurch eine
  Hyperämisierung (Rötung) der Haut, eine reak-
  tive Temperatursteigerung

- eine Anregung des Kreislaufs, es kommt zur Steigerung der Herzkraft und zur Verlangsamung des Pulsschlages, die Atmung vertieft sich
- eine Stoffwechselsteigerung, um durch eine gesteigerte Verbrennung in den Muskeln mehr Wärme zu bilden. Die Muskeln werden gestrafft..

Kaltes Wasser entzieht dem Körper Wärme, ist also dann angebracht, wenn genügend Wärme vorhanden ist. Dem Reiz, den kaltes Wasser ausübt, muss eine Reaktion folgen. Deshalb müssen **reaktionsarme** Hunde vor und nach der Anwendung erwärmt werden.

Kaltes Wasser bei Güssen wird **überraschend**, **kräftig** und nur **sekundenlang** angewendet.

Warmes Wasser (35 – 39°C) erweitert ganz allmählich die Hautgefäße. Langsam und gleichmäßig fließt das Blut aus dem Körperinneren in die Haut, die periphere Durchblutung wird gefördert, der Blutdruck sinkt, dadurch werden Verkrampfungen und Staus abgebaut und der Kreislauf angeregt.

Nach der Warmwasserbehandlung sollten Sie nur kurz mit kaltem Wasser nachwaschen, und anschließend trocken reiben, um Gefäße und Widerstandkraft zu stärken.

Heißes Wasser (40 °C und mehr) entkrampft und beschleunigt entzündliche Prozesse und verbessert die periphere Durchblutung.

Wärme gilt als schwacher Reiz, Hitze als starker.

Wichtig bei allen Anwendungen ist, dass die Behandlung dem Patienten angepasst, im richtigen Augenblick angewandt und richtig dosiert wird.

Wasseranwendungen bei Tieren sind sehr erfolgreich, auch wenn nicht alle Maßnahmen geeignet sind. Pferde, Hunde, aber auch Rinder reagieren positiv auf die Behandlungen, Katzen werden zu sehr gestresst. Deshalb: verzichten Sie bei Katzen auf diese Therapie!

Regeln für die Anwendung

Bitte, beachten Sie:

1. Bei Kälteanwendungen muss der Körper warm sein; wenn der Hund friert, dürfen keine Kälteanwendungen gemacht werden! Der kühle Körper wird zunächst erwärmt, z.b. durch intensive Bewegung wie einen strammen Spaziergang oder auch mit einer Wärmeflasche.

2. Ist der Hund erhitzt oder hechelt, ist eine Kaltanwendung möglich. Ist der Puls und die Atmung stark beschleunigt, so warten Sie ab, bis der Hund sich beruhigt hat.
Pulsfrequenz in Ruhephase:
70 – 160 Pulsschläge/Minute
Atemfrequenz in Ruhephase:
10 – 30 Atemzüge/Minute
Kleine Rassen liegen im oberen Bereich.

3. Führen Sie diese Behandlungen nur in einem warmen Raum oder bei warmen Wetter auch draußen durch.

4. Führen Sie Kälteanwendungen schnell aus.

5. Machen Sie eine Pause von etwa 2 Stunden zwischen einzelnen Anwendungen.

6. Sie sollten ruhig und entspannt sein während der Behandlung. Stress, Unruhe und Unsicherheit überträgt sich auf Ihren Hund!

7. Je niedriger die Wassertemperatur, desto schneller tritt eine Reaktion ein. Entscheidend ist auch das Verhältnis der Wassertemperatur zur Körpertemperatur. Je größer der Unterschied, desto stärker die Reaktion.
Körperinnentemperatur:
37,5 – 39,0°C, Welpen bis 39,5°C
Kleine Rassen liegen im oberen Bereich.

8. Auf Güsse und Reibungen (zusätzliche mechanische Reize) tritt eine Reaktion rascher ein.

9. Akut Fiebernde bedürfen einer vorsichtigeren Behandlung als chronisch Kranke (da helfen besser Wickel).

10. Nach einer Wärmebehandlung wird sofort eine abkühlende Anwendung gemacht, damit sich die Hautgefäße wieder zusammenziehen.

11. Achten Sie darauf, dass der Körper nach der Anwendung warm ist. Ein kurzer Spaziergang wäre angebracht, oder lassen den Hund gut zugedeckt, nötigenfalls mit einer Wärmeflasche, liegen.

12. Keine Anwendungen, wenn der Hund nüchtern ist oder zu kurz nach den Mahlzeiten, sondern frühestens nach einer dreiviertel Stunde.

13. Keine Anwendungen bei sehr alten, sehr jungen oder sehr schwächlichen Hunden.

14. Keine Anwendungen bei Trächtigkeit!

15. Beachten Sie bitte, dass bei ausgeprägter Herzschwäche und wenn Digitalis verschrieben wurde, keine Kaltwasser-Anwendungen gemacht werden dürfen

16. Keine Anwendungen,wenn der Hund eine Herzstörung mit Pulsbeschleunigung hat.

17. Im Anschluss an kalte Anwendungen sorgen Sie für eine Erwärmung durch eine Decke oder durch Bewegung. Sollten Sie ein Gerät mit Infrarot- oder UV-Strahlern haben, noch besser.

Das Wassertreten

Die meisten Hunde lieben es im Wasser herum zu tollen. Ich kenne kaum einen Hund, der wasserscheu ist. Sie springen zu jeder Jahreszeit spontan ins Wasser – nicht immer mit unserem Wohlwollen. Anschließend schütteln sie sich und lassen ihr Fell beim Laufen an der Luft trocknen. Selten erkälten sie sich.

Das kühle Wasser hat belebende, schmerzlindernde und außerdem eine ableitende, kräftigende und abhärtende Wirkung. Nach Kneipp wirkt es sich günstig auf Nieren, Blase und die Atmung aus und verhindert Blähungen.

Wassertreten ist auch für übergewichtige Hunde optimal. Muskeln werden stark, Herz und Kreislauf wenig beansprucht. Wer einen Bach, einen See oder sonstige Wasserstellen in der Nähe hat, prima! Ihr Hund hat gute Möglichkeiten für das Wassertreten. Ansonsten muss eine Badewanne reichen. Das Wasser sollte bis zum Oberschenkel reichen, damit die Hunde noch laufen und nicht schwimmen. Beginnen Sie mit 5 Minuten, höchstens drei Mal täglich und steigern sie das ganze langsam. Anschließend frierende Hunde gut trocken reiben!

(In verschiedenen Tierphysiotherapie-Praxen stehen mittlerweile Aqua-Laufbänder zur Verfügung, die das Wassertreten in der Natur ersetzen.)

Die Güsse

Kneipp hatte als erster die Anwendung von Wasser in ein geschlossenes System gebracht. In seinem 1886 veröffentlichten Buch **„Meine Wasserkur"** beschrieb er Anwendung und Wirkung des Wassers. So wird er wohl in seiner historischen Waschküche gesagt haben: *„Körper möglichst warm, Wasser möglichst kalt, Guss möglichst kurz".*

Kneipp betonte immer wieder: *„Wer das Gießen versteht, ist ein Künstler in der Heilkunde".*

Güsse sind alle Anwendungen, bei welchem Wasser mit geringem Druck auf den Körper aufgebracht wird und wie ein Wassermantel das behandelnde Körperteil umspült. Dabei sollte es nicht spritzen.

Sie bringen den Wärmehaushalt wieder ins Gleichgewicht. Wärme- oder Kältereize unterstützen und trainieren das vegetative Nervensystem, der Kreislauf wird angeregt und die Abwehrkräfte gestärkt, der Stoffwechsel und die Durchblutung der Muskeln wird gesteigert und Schmerzen können gelindert werden.

Es ist wichtig, dass die Güsse genau nach den Regeln durchgeführt werden, wenn die beabsichtigte Wirkung erzielt werden sollte. Güsse im Sinne der Kneipp'-schen Therapie sind nicht dasselbe wie Duschen oder Abspritzen.

Es sind vor allem chronische Krankheiten, die durch Güsse bekämpft werden, bei akuten Krankheiten werden vor allem Bäder, Waschungen und Wickel verwendet.

Bei frierenden und nervösen Hunden mit schlechter Reaktionslage beginnt man mit warmen und dann allmählich kühler werdenden Güssen.

Die Güsse sollten von ein paar Tagen bis hin zu ein paar Wochen angewendet werden.

Die von Kneipp angewandten **kalten Güsse (10 – 15°)** dienen der Kräftigung und Abhärtung des Körpers.
Er verwendete für die Güsse eine Gießkanne. Die Dusche nannte er verächtlich „Regen".

Die Kneipp`schen Güsse sind wohl die bekanntesten und wirksamsten Anwendungen der Hydrotherapie bei Tieren.

Für die Güsse werden benötigt
- eine Gartengießkanne ohne Brausekopf (bei sehr kleinen Hunden), oder
- einen an einen Wasserkran angeschlossenen Gummischlauch mit ca. 2 cm lichter Weite, oder
- eine Dusche ohne Duschkopf
- bei kleineren Hunden eine Badewanne, um das Wasser abfließen lassen. Legen sie eine Matte o.ä. In die Wanne, damit die Hunde nicht rutschen

- bei größeren Hunden kann ein Babyswimming-pool helfen, wenn es keine andere Möglichkeit im Badezimmer gibt. Im Sommer können die Anwendungen im Freien durchgeführt werden
- Frotteetücher zum Abtrocknen.

Wichtig!
- Kaltes Wasser nur anwenden, wenn dem Hund warm ist, nie wenn er fröstelt!
- wird das nicht vertragen, so nimmt man heißes Wasser (38 – maximal 44°C)
- der Raum oder die Umgebung muss warm sein
- die Entfernung von der Schlauchmündung zum Körper soll ca. 10 – 15 cm betragen
- der Wasserdruck beim Schlauch wird so geregelt: beim senkrecht nach oben gehaltenen Schlauch muss das Wasser etwa eine Hand-breit hoch steigen
- das Wasser soll ungefähr in einem Winkel von 40° nach unten auf die zu begießende Stelle fallen
- niemals den Guss unterbrechen
- **der Guss sollte 30 Sekunden bis 2 Minuten dauern, je nach der Reaktion; die Haut sollte sich leicht röten**
- begonnen wird bei jedem Guss immer in der **Peripherie, rechts,** Herzseite zuletzt!
- Bei **wechselwarmen** Güssen wird zwei mal zwischen heißen (38 – 42°C) und kalten (10 – 15°C) Güssen gewechselt. Man beginnt mit heißem Wasser, bis die Haut gerötet ist, und

wechselt dann zu kaltem. Die heißen Güsse sollten etwas länger dauern als die kalten. Sinn dabei ist das Training der Gefäßnerven

Nach dem Guss die großen Tropfen abstreifen, kleine Tiere zudecken und ruhen lassen; unruhige Kleintiere frottieren. Bei Güssen am Kopf ebenfalls trocken frottieren

Kalte oder temperierte Güsse, wie sie hier beschrieben wurden, gelten als das **„Digitalis der Naturheilkunde"**, da sie außerordentlich herzkräftigend und kreislaufanregend sind.

Der Kopfguss

Der Kopfguss wird selten angewendet, da er nicht immer als angenehm empfunden wird.

Ohren mit Watte verschließen
- vom Nacken über das rechte Ohr zur Stirn
- vom Nacken über das linke Ohr zur Stirn
- im Wechsel 3 x durchführen
- das Wasser sollte gleichmäßig ganz über den Kopf laufen. Es reicht eine Gießkanne voll Wasser
- Trocken reiben

Hilft bei
- entzündlichen Erkrankungen im Kopfbereich
- Hauterkrankungen im Kopfbereich
- Sehstörungen, in Kombination mit dem Augenguss
- Kräftigt und stärkt alle Teile des Kopfes

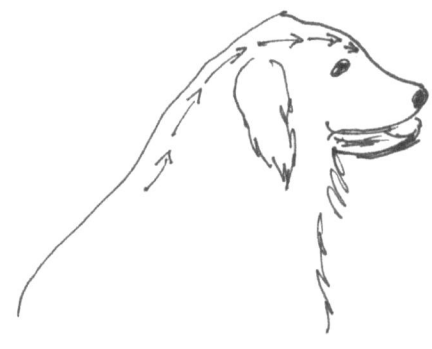

Der Augenguss

Ohren mit Watte verschließen, den Schlauch etwas zusammenpressen, damit der Strahl fächerförmig wirkt. Bei kleineren Hunden ist eine Kanne mit Tülle gut geeignet.
- rechtes Auge kreisförmig umgießen
- linkes Auge kreisförmig umgießen
- im Wechsel 3 x durchführen.

Hilft bei
- allen entzündlichen Erkrankungen des Augenbereichs
- anfallweisen Sehstörungen und Sehschwächen
- Ermüdungszuständen

Nicht beim Pferd anwenden!

Der Ohrenguss

Wird selten angewendet
- Ohren mit Watte verschließen
- rechtes Ohr kreisförmig umgießen
- linkes Ohr kreisförmig umgießen
- im Wechsel 3 x durchführen
- Trocken reiben

Hilft bei

- allen entzündlichen Ohrenerkrankungen
- bei Schwerhörigkeit.

Bei zu viel Ohrenschmalz können Sie mit einer Spritze ohne Kanüle vorsichtig lauwarmes Wasser (24 – 27°C) an die Seitenwand des Gehörgangs spritzen. Es weicht verhärtetes Ohrenschmalz auf und kann auch von eventuellem Eiter (bei einer bakteriellen Mittelohrentzündung) reinigen. Machen Sie das so lange, bis das Wasser klar abläuft und trocknen das Ohr behutsam aus.

Achtung! Nicht direkt in den Gehörgang spritzen, um das Trommelfell nicht zu verletzen. Bitte beachten Sie, dass Ihr Hund Abwehrbewegungen machen kann. Am sichersten ist es, wenn Sie dabei Hilfe haben.

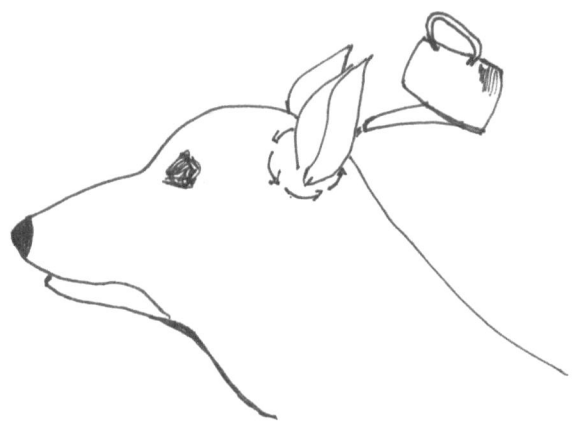

Der Vollguss

Der Vollguss trifft den ganzen Körper. Er ist ein vorzügliches Abhärtungsmittel für den kräftigen, gesunden Hund. Er wird nur bei gutem Allgemeinbefinden vertragen und erst nach einer Reihe kleinerer Anwendungen durchgeführt.

Mit Ausnahme des Kopfes wird der ganze Körper begossen. Die Reihenfolge beim Vollguss, wie auch bei allen anderen Güssen, wird in verschiedenen Abbildungen gezeigt. Die grundsätzliche Durchführung wurde bereits beschrieben.

Beginnen Sie, wie auf der Zeichnung dargestellt mit
* dem rechten Vorderbein außen bis zu den Schultern und führen den Strahl an der Außenseite des Körpers bis zur Hüfte (1)
* wiederholen Sie dies auf der linken Seite
* führen Sie nun den Strahl von der rechten Pfote an der Außenseite des rechten Hinterbeins bis zur Hüfte und von dort ohne Pause weiter an der rechten Innenseite des Hinterbeins bis zum Ballen (2)
* wiederholen Sie dies auf der linken Seite (3)
* Führen Sie den Strahl nun im Uhrzeigersinn um die Herzgegend (4)
  Stellen Sie nun die Vorderbeine des Hundes auf eine Kiste o.ä., je nach Größe des Hundesund begießen nun die Bauchseite wie folgt:

- von der Pfote entlang am rechten Vorderbein, seitlich bis zur Schulter, weiter rechte Seite des Brustkorbs und Bauch bis zur Leiste, wechseln zur Pfote des linken Vorderbeins bis zur Schulter und schließlich über linke Seite des Brustkorbs zur Leiste (5)

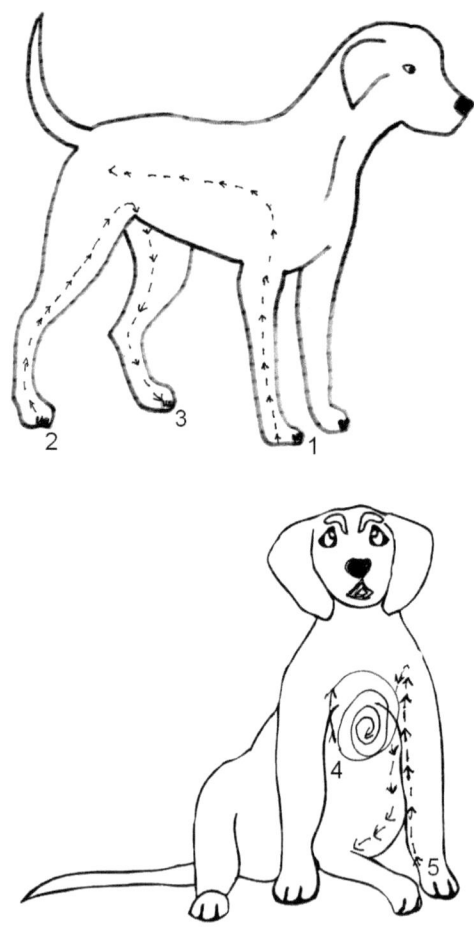

Hilft bei

- Stoffwechselstörungen wie Fettsucht, Überfunktion der Schilddrüse
- leichteren Herzstörungen, wenn diese mit einer **Pulsbeschleunigung** einher gehen
- Stauungszuständen infolge von Herzstörungen
- Erschöpfungszustände
- Beschwerden durch zu warmes oder heißes Wetter, Lähmungs- und Schwächezuständen
- und bei allen bereits beschriebenen Wirkungen.

Der Rückenguss

Er ist einer der stärksten und anstrengendsten Güsse, der besonders die Rückenmuskulatur kräftigt.
Durchführung: siehe Vollguss – Rücken

Hilft bei

- bei Entzündungen
- Herz-Kreislaufstörungen
- Krämpfen und Schmerzen

wirkt anregend

- auf die Durchblutung
- den Stoffwechsel
- den Darm
- entblähend
- beruhigend
- wärmeentziehend
- entschlackend
- harntreibend

Brustguss und Leibspirale

Beim Brustguss (1)
- in der Herzgegend im Uhrzeigersinn gießen

Er hat schleimlösende Wirkung, deshalb wird er bei Bronchitis, Asthma... benutzt. Eigene, besonders gute Erfahrungen habe ich bei meinem Mops, der bei großer Hitze in meiner Mansardenwohnung kaum schlafen konnte, gemacht: Er hechelte, bekam kaum Luft: nach einem kalten Brustguss beruhigte er sich, atmete auch wieder ruhig und schlief ein.
Ich war dann allerdings hellwach.

Bei der Leibspirale (2)
- am Bauch im Uhrzeigersinn gießen

Hilft bei Beschwerden im Bauchraum.

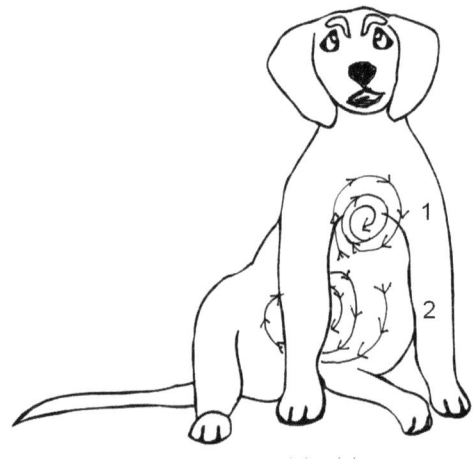

Der Vorderguss

Mit dem Guss immer rechts beginnen!
* Rechte und linke Vorderbeine Innenseite, dann Außenseite
* Rechter und linker Rücken, spiralförmig von den Schultern, vom Nacken zum Schwanz
* Rechte und linke vordere Brustkorbseite

Wirkt tief auf Herz und Lunge, regt die Atmung an und macht die Herztätigkeit ruhig und voll. Dient der Abhärtung gegen Erkältungen. **Nicht** anwenden bei organischen Herzerkrankungen!

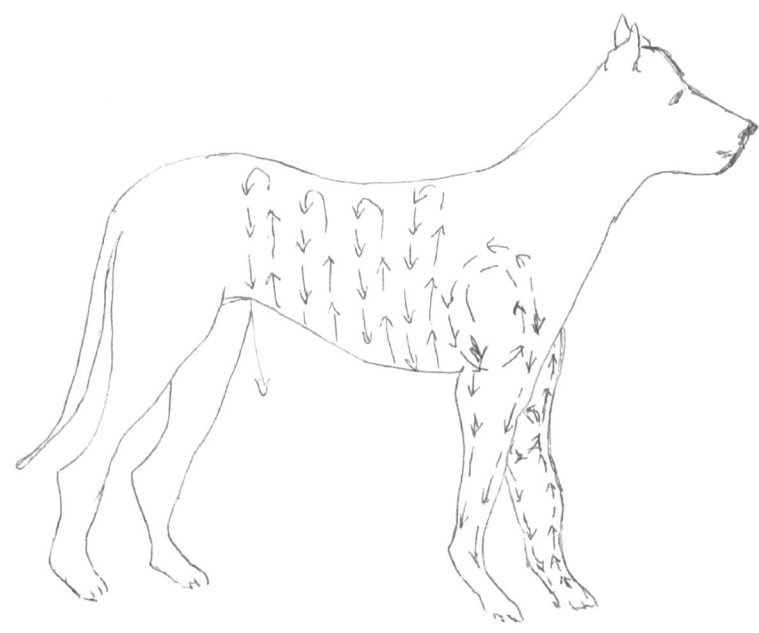

Die Güsse auf Gliedmaße

Durchführung:
- beginnen Sie mit der rechten hinteren Pfote, gehen Sie langsam mit dem Wasserstrahl am Bein seitlich nach oben, umkreisen die Kniescheibe und gehen zur Pfote zurück
- das gleiche mit dem linken Bein
- begießen Sie nun die Rückseite der Beine
- das Gleiche bei den Vorderbeinen

Sie helfen bei
- lokalen Erkrankungen der Gelenke, des Beins
- als Ableitungsmaßnahme bei allen akuten und chronischen Erkrankungen der inneren Organe
- bei Erkältungskrankheiten
- anstelle von Voll- oder Rückengüssen, wenn diese zu anstrengend sind
- bei rheumatischen Störungen und Nervenentzündungen
- wirken stark ableitend

Die Übergießungen

Sie gehören zu den angenehmsten Wasseranwendungen. Man kann dafür eine Dusche verwenden, oder auch eine Gießkanne. Das Wasser wird langsam auf den Rücken gegossen und kräftig verrieben.

Anregend und kräftigend wirken Übergießungen mit warmen und kaltem Wasser; **mild** mit 37°C und danach 30°C; **stark ableitend und erregend** erst 40°C und danach 25°C: Dabei wird das kältere Wasser nicht gleich auf den Rücken, sondern erst auf die Beine, dann das Kreuz und zum Schluss auf den Nacken gegossen. Nach drei bis vier Minuten soll die Anwendung beendet werden. Zum Abschluss frottieren Sie gut und kräftig ab und bewegen den Hund.

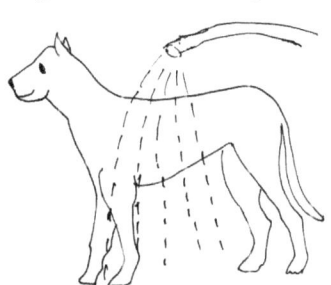

Die Berieselungen

sind langsam ausgeführte Güsse. Sie werden hauptsächlich örtlich bei Wunden und Hautkrankheiten angewendet. Sie wirken je nach der Wassertemperatur auflösend, beruhigend oder anregend und sind auch auf schmerzhaften Stellen sehr wohltuend.

Die Waschungen

Kneipp betonte immer: *„Diejenige Ganz- oder Teil-waschung wird die beste sein, die am gleichmäßigsten geschieht und am kürzesten dauert; über eine, längstens zwei Minuten darf keine währen".*

Die Waschungen und Abreibungen sind wohl die schonendsten Anwendungsformen der Wasserbe-handlung.

Waschungen sind milder als Abreibungen, haben aber den gleichen Zweck. Sie wirken kräftigend bei vielen Krankheiten, dienen aber auch der Vorbeugung und Abhärtung.

Dabei werden **Ganz- oder Teilwaschungen,** nur Gliedmaßen oder Leib mit kaltem Wasser gewaschen. Voraussetzung ist ein warmer Körper. Sie kräftigen die Haut, senken das Fieber und wirken ableitend.
Waschungen des Vorderkörpers sind angebracht bei Erkältungs-, Atemwegs- und Herzkrankheiten, sowie bei nervöser Erschöpfung, Waschungen des Hinter-körpers bei allen entzündlichen Krankheiten der Bauch- und Beckenorgane. Sie stärken die Selbsthei-lungskräfte.

Man kann dem Wasser zusätzlich die biochemischen Salze **Nr.3 Ferrum phosphoricum** bei Hautjucken, bei Unruhe, nervlicher und körperlicher Schwäche, oder **Nr.7 Magnesium phosphoricum** bei Haut-jucken und Muskelkrämpfen zufügen.

Die **Anwendung ist einfach:** Man benötigt dazu
- kaltes, seltener temperiertes Wasser
- einen rauen Badeschwamm oder ein Frottee-handtuch (mehrmals gewaschen)
- eine Schüssel.

Kaltem oder heißem Wasser kann auch mit Erfolg
- Essig, (1/3 Essig und 2/3 Wasser), keine Essig-essenz!
- Meersalz oder Kräuterabsud
- Arnikatinktur oder Franzbranntwein verdünnt mit Wasser

zugesetzt werden.

Die Vorderkörper-Waschung

Bei Waschungen am Vorderteil nimmt man den Schwamm oder das Tuch, drückt es aus, dass es zwar nass sein, aber nicht mehr triefen soll.

- Man beginnt am rechten Vorderbein am Unter-schenkel außen, fährt mit gleichmäßigem Druck bis zur Schulter und an der Innenseite wieder zurück
- am linken Vorderbein ebenso
- frisch anfeuchten und die Brust waschen
- frisch anfeuchten, vorderen Rücken waschen
- frisch anfeuchten hinteren Rücken waschen
- frisch anfeuchten, Bauch waschen
- Handtuch oder Schwamm ausdrücken und damit überall massieren

- Nicht abtrocknen, sondern zur Erwärmung für leichte Bewegung sorgen oder warm halten.

Hilft bei
- Erkältungskrankheiten
- Atemwegs- und Herzerkrankungen
- nervöser Erschöpfung
- Lähmungen der Gliedmaßen

Die Hinterkörper-Waschung

- Schwamm oder Tuch anfeuchten
- Rechtes Hinterbein seitlich außen von unten nach oben, dann die Hinterseite von unten nach oben
- frisch anfeuchten und nun die rechte Vorderseite von unten nach oben, dann die Innenseiten von unten nach oben
- frisch anfeuchten, das gleiche mit dem linken Hinterbein
- frisch anfeuchten, Bauch von hinten nach vorne, linke Hüfte von hinten nach vorne
- frisch anfeuchten, rechte Hüfte von hinten nach vorne, dann das Hinterteil von hinten nach vorne
- Mit einem feuchten Tuch in gleicher Reihenfolge massieren.

Hilft bei

- allen entzündlichen Erkrankungen der Bauch- und Beckenorgane
- ebenso bei Lähmungen der Gliedmaßen.

Die Abreibungen

Bei den **Abreibungen** hüllt man einzelne Teile des Körpers in ein nasses Tuch und reibt schnell mit der Hand auf dem Tuch, bis es warm wird. Wird es sehr schnell warm, z.b. bei entzündlichen Stellen, so können Sie etwas kaltes Wasser nachgießen und weiter reiben.

Sie können das Abreiben mit dem „**Abklatschen**" verbinden. Dafür schlägt man abwechselnd mit beiden Händen auf Vorder- und Rückseite des Hundes bis zum Warmwerden. Dann entfernt man das Tuch schnell und reibt die Körperstelle mit einem alten Handtuch trocken. Das ganze sollte nicht länger als 2 – 2,5 Minuten dauern.

Dem Wasser können ebenfalls biochemische Salze zugesetzt werden: z.B. **Nr.3 Ferrum phosphoricum** bei Fieber, **Nr.8 Natrium chloratum** bei Bronchial-katarrh und bei Ekzemen mit Bläschen.

Sie haben eine **starke Wirkung** und helfen bei Durch-blutungsstörungen, bei fieberhaften Erkrankungen und Katarrhen, bei Hautausschlägen (es kann dabei zu kurzzeitigen „Aufblühen" des Ausschlages kommen).

Das Bürstenbad

Diese Sonderform der Waschung wird bei verschiedenen Formen von Magen- und Darmerkrankungen angewendet. Durch die starke Hautreaktion wird Histamin, ein Gewebshormon, freigesetzt, das eine vermehrte Salzsäureabscheidung im Magen bewirkt.

- Eine Badewanne bis zum Hals des Hundes mit etwa 35°C heißem Wasser füllen, dann unter Wasser mit einer nicht zu weichen Bürste Vorderbeine, Hinterbeine, Brust, Bauch und Rücken bis zu einer starken Durchblutung bürsten. Anschließend das Wasser langsam auf 28°C abkühlen.

Die Wickel, Umschläge und Auflagen

Wickel spielen in der Wasserheilkunde des **Pfarrer Kneipp** eine große Rolle. Es sind eng anliegende feuchte Umhüllungen eines Körperteils. **Nasse Wickel** (Packungen), **Kompressen** und **Auflagen** sind sehr wirksame und auch preiswerte Mittel bei verschiedensten Krankheiten und werden seit **Prießnitz** gerne verwendet.

Aber: *„Nach meiner ganzen bisherigen Erfahrung muss ich im allgemeinen gegen langwährende Anwendungen sprechen; sie bewirken sehr oft das Gegenteil von dem, was sie bezwecken: Verschlimmerung statt Besserung. Das ist den sehr oft mit ein Hauptgrund, dass die Anwendungen überhaupt den Credit, das Vertrauen einbüßen. Ein derart abgeschreckter, weil getäuschter Kranker bleibt stets schwer zu bekehren, alle Überredungs- und Überzeugungskünste scheitern.“*

Kneipp bezieht diese Anmerkung besonders auf Wickel. So kann es auf Grund der leichten Anwendbarkeit dieser Methode zu Übertreibungen kommen. Man mag glauben, dass etwas so Einfaches wie ein Wickel nicht schaden kann: Wasser ist ja was Natürliches.

Aber neuere Untersuchungen haben gezeigt, dass die scheinbar nur äußerliche Therapie tiefgreifende innere Reaktionen auslösen kann:
1. abkühlende Wirkung bei allen Fieberzuständen,
2. Beruhigung durch verringerte Blutwärme,
3. vertiefte Atmung durch von der Kälte bewirkten Nervenreiz,
4. das Blut strömt von den inneren Organen nach der Haut, wird also abgeleitet.

Die Wickel

Wir unterscheiden je nach beabsichtigter Wirkung
• **kalte Wickel**, die zur Ab- und Ausleitung, zur Abhärtung, zur Schmerzlinderung, gegen Entzündungsprozesse, Eiterungen, gegen Fieber, Verstauchungen, Verrenkungen, Prellungen, Schwellungen und Blutergüssen eingesetzt werden. In der kühlenden Phase entzieht der kalte Wickel dem Körper Wärme, bleiben sie liegen, kommt es zum Wärmestau: die Körperwärme verdunstet das Wasser. Der Stoffwechsel wird angeregt und „Giftstoffe" kräftig ausgeschieden.
Sie regen die körpereigenen Abwehrkräfte, die Durchblutung und den Lymphfluss an, regulieren das vegetative Nervensystem und haben eine starke Tiefenwirkung;

Kalte Wickel werden mit frischem, kaltem Wasser (10 – 15°C) gemacht. Der **wärme-**

entziehende kalte Wickel bei fieberhaften Erkrankungen ist ziemlich nass, bleibt nur kurz liegen und wird sofort nach dem Warmwerden erneuert.

Der **wärmestauende kalte Wickel** wird stark ausgewrungen und nach etwa 40 bis 75 Minuten, bei beginnender Dunstbildung, abgenommen. Er eignet sich besonders bei chronischen Beschwerden (z.B.Arthrose).

Achten Sie darauf, dass sich Ihr Hund beim Abnehmen des Wickels nicht erkältet. Der Körper wird mit einem trockenen Tuch frottiert, und dann wieder mit einer Decke oder einem Wolltuch zugedeckt. Er sollte ruhig gehalten werden

- **heiße Wickel**, die bei Schwellungen, verhärteten oder chronischen Geschwülsten und Gelenkbeschwerden, Muskelschmerzen, bei Eiterungen, bei Koliken, Blähungen und Verkrampfungen verwendet werden. Sie können den heilenden Effekt verstärken, wenn Sie statt Wasser **Kräutertee** verwenden. Bei Schmerzen nimmt man Kamille, Haferstroh oder Zinnkraut. Achten Sie darauf, dass diese feuchte Hitze nicht vorzeitig verdampft. Besser sind hier **heiße Kompressen**.

- Weiterhin unterscheiden wir zwischen **nassen** und **trockenen** Wickeln. So werden **trockene, warme Umschläge** dann angewendet, wenn keine Wärme entzogen, keine Abkühlung eintreten soll, sondern wenn z.B. bei krampfartigen Schmerzen die Wärme einwirken soll.

Es wird unterschieden zwischen
- **Prießnitzwickel**, der aus einem groben Leinentuch und einem Woll-, besser Flanell- oder Fleecetuch besteht (lässt sich besser reinigen), und dem

- **Kneippwickel**, der zwischen Leinen- und Woll-, Flanell- oder Fleecetuch noch ein trockenes Baumwolltuch hat. Es ist hygienischer und das Abdunsten geschieht dadurch langsamer und gleichmäßiger.

Wie sieht der Wickel aus?
- Ein **nasses Innentuch** (1) aus groben Leinen oder Baumwolle, schon mehrmals gewaschen, das fest am Körper anliegen soll. Bei Wickel für Pfoten und Gliedmaßen tut es auch ein Kinderstrumpf
- ein **trockenes Zwischentuch** (2) aus dichterem Leinen, Nessel oder Baumwolle, das das nasse Leinentuch und auch das
- **äußere Abschlusstuch** (3) aus Wolle, Flanell oder Fleece überdeckt

- Gürtel, Binden, Bänder mit Klettverschluss, Sicherheitsnadeln (Vorsicht!) oder andere Befestigungsmöglichkeiten
- ein ausreichend großes Gefäß für das Wasser.

Beim Wickeln achten Sie darauf, dass keine Falten oder Luftblasen gebildet werden.

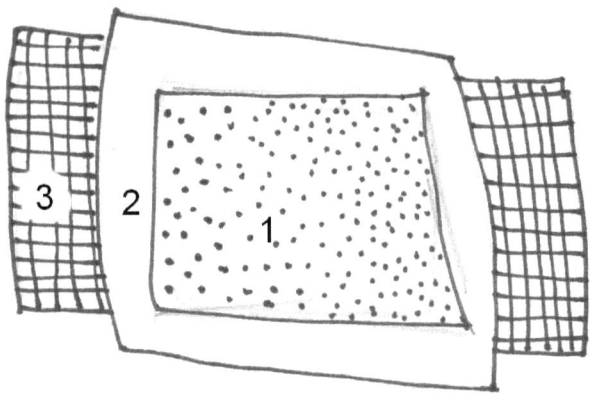

Wann helfen welche Wickel?
- **Brustwickel** helfen bei Herz- und entzündlichen Atemwegserkrankungen. Er reicht von der Achselhöhle bis zum Bauchnabel.

- **Halswickel** sind angebracht bei entzündlichen Prozessen im Kopf- und Halsbereich und bei Schlingbeschwerden. Bei der leichten Form des Wickels legen Sie ein **nasses Tuch** (je nach Größe des Hundes ein Froteetuch, besser noch ein elastisches Baumwolltrikot o.ä.) um den

Hals und umwickeln ihn mit einer trockenen, elastischen Binde, einem Wollstrumpf oder einem elastischen Schal sorgfältig, aber nicht zu fest, so dass keine Luft hinzu kommt. Er soll nicht länger als 10 – 20 Minuten einwirken und dann erneuert werden.

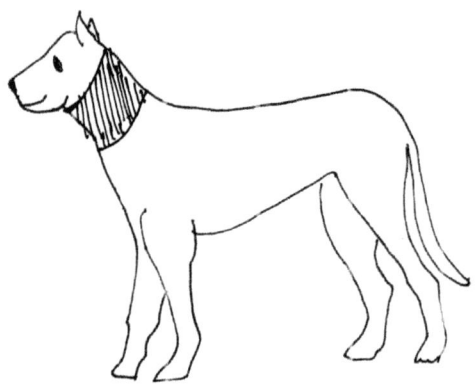

Bei katarrhalischen Halsentzündungen können auch **trockene Wickel** gemacht werden. Hier wird der Hals mit Öl bestrichen, Watte darauf gelegt und mit einem elastischen Tuch abgedeckt. Zweck dieser Trockenpackung ist die Wärme. Deshalb bleibt die Packung den ganzen Tag liegen.

- **Leibwickel** helfen bei Erkrankungen im Abdomen; sie unterstützen die Wundheilung, sind schmerz- und juckreizstillend und beruhigen bei nervösen Beschwerden; sie reichen vom unteren Rippenbogen bis zur Leistenbeuge.

- **Rumpfwickel** reichen von den Vorderbeinen bis zu den Hinterbeinen, gehören zu den bekanntesten Umschlägen und beinhalten den Brust- und Leibwickel. Sie helfen bei allen akuten wie auch bei chronischen Krankheiten, z.B. bei Lungenleiden oder Krankheiten der Verdauungsorgane.
  In allen Fällen vermehrt dieser Umschlag die Ausscheidung von Krankheitsstoffen, fördert die Zirkulation und unterstützt die Funktion der Verdauungsorgane.

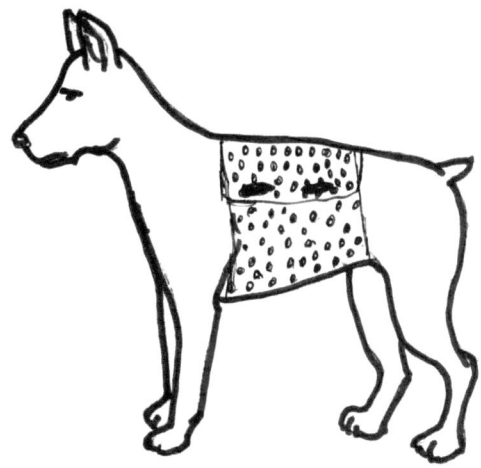

- **Wickel um Gliedmaßen** werden bei Verstauchungen, Verrenkungen, Überanstrengungen, Schwellungen, zur Entlastung von Sehnen, Bändern, Muskeln und Gelenken und ableitend bei Fieber angewendet.

- **Schulter- Brustwickel** werden oft dem Hals-wickel vorgezogen, da sie leichter zu tragen und bei Husten und entzündlichen Luftröhren- und Bronchialerkrankungen angebrachter sind. Dafür wird ein langes, schmales und nasses Innentuch um den Nacken gelegt, vor der Brust gekreuzt und befestigt (1). Ein zweites Tuch wird wie ein Brustwickel umgelegt und befestigt (2).

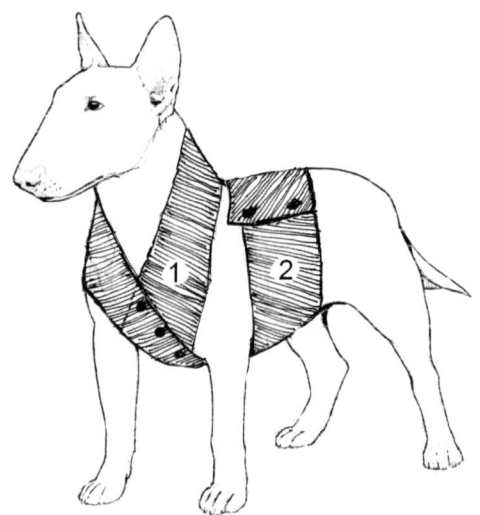

- **Wickel auf Pfoten** helfen bei Verstauchungen und bei Verletzungen an der Sohle und haben auch ableitende Wirkung. Nehmen Sie innen einen nassen Baumwollstrumpf, in der Mitte einen trockenen Baumwollstrumpf und als Ab-schluss einen Wollstrumpf.

Diese Wickel haben Wärme- wie auch Kältewirkung, d.h. sie wirken wärmeentziehend, wenn sie länger liegen bleiben, auch erregend und blutzuleitend. Dadurch wird eine kräftige Reaktion herbeigeführt, die Herzarbeit entlastet, die Blutbildung angeregt, das Nervensystem gekräftigt und die Ausscheidung von Giftstoffen durch die Haut angeregt. Die durch die Reaktion entstehende Wärme wirkt beruhigend, lösend (z.B. bei einer Bronchitis) und schmerzstillend. Diese Wickel sind sinnvoll, wenn es darauf ankommt, die Widerstandskräfte des Körpers durch einen Hautreiz zu kräftigen.

Auflagen, Aufschläger oder Kompressen

bedeuten dasselbe. Ein **Wickel** umgibt den zu behandelnden größeren oder kleineren Bereich von allen Seiten, eine **Auflage** bedeckt nur einen Körperabschnitt, ohne ihn einzuwickeln. z.B. eine Herzauflage. Die **Kompresse** liegt ganz auf der zu behandelnden Körperstelle auf. Sie entfaltet also eine lokale Wirkung. Es gelten die gleichen Regeln wie bei den Wickeln.

Die Technik und Wirkung von Auflagen, Wickel und Packungen ähneln sich. Auflagen oder Kompressen werden vor allem bei örtlichen Krankheitsprozessen, wie z.B. auf die Herzgegend, auf den Leib oder auf ein verstauchtes Gelenk, angewendet.

Für eine **Kompresse** falten Sie ein Leinentuch mehrfach, tauchen es in heißes oder kaltes Wasser, wringen es aus und legen es auf die in Frage kommende Stelle. Darüber kommt erst ein trockenes und dann ein wollenes Tuch. Sie muss erneuert werden, sobald sie kalt bei einer heißen, oder warm bei einer kalten Kompresse wird.

Bei der **Dampfkompresse** führt man einzelnen Teilen des Körpers feuchte Wärme zu. Sie hat eine **durchblutungsfördernde, auflösende, schmerzstillende** und **krampflösende** Wirkung. Sie wird also bei Geschwüren, bei frischen Augen- und Ohrenentzündungen, bei geschwollenen Drüsen und anderen Schwellungen, bei Koliken und Krampfzuständen verabreicht.

Dafür wird das zusammengefaltete Leinentuch gerollt in kochendes Wasser gelegt, danach in ein trockenes Handtuch gewickelt und tüchtig ausgepresst. Wickeln Sie es dann in ein Flanelltuch und legen diese Kompresse so vorsichtig auf die kranke Stelle, dass Sie sie nicht verbrühen. Je stärker Sie auspressen, desto länger hält sie warm.

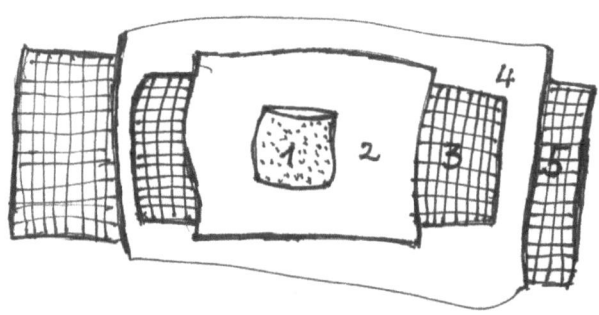

Eine Dampfkompresse sieht also so aus:

1   heißes Tuch, mehrfach gefaltet oder ein Säckchen mit entsprechendem Inhalt,
2   trockenes Tuch,
3   Woll- oder Flanelltuch,
4   trockenes Leinentuch,
5   Wolltuch,
6   zum Befestigen eine Binde o.ä. mit Klettverschluss.

Sie sollten dabei mit Schutzhandschuhen arbeiten um sich nicht zu verbrühen.

Kompressen werden dort, wo es schmerzt, aufgelegt. **Kalte Kompressen** werden bei Prellungen oder bei nervösen Erregungszuständen als Leibaufschlag oder Herzkompresse aufgelegt. Sie wirken bei inneren Blutungen und sind **entzündungshemmend**. Sie verhindern z.B. bei Verstauchungen, Quetschungen oder Verletzungen der Weichteile eine zu starke Blutzufuhr nach der entsprechenden Stelle und damit Schwellungen. Kneipp empfiehlt kalte Kompressen auf die Brust auch bei einer Lungenentzündung oder einer Bronchitis.

Für kurze kühlende Umschläge zu Beginn von Entzündungen wird das Innentuch weniger stark ausgewrungen. Man wechselt sie, sobald sie anfangen, lästig zu werden.

Örtliche kalte Aufschläge auf die Herzgegend und auch in den Nacken wirken beruhigend auf die Herztätigkeit, kräftigen den Blutkreislauf, verlangsamen aber den Pulsschlag. Darum werden kühlende Aufschläge bei herzkranken Tieren gemacht.

Warme Kompressen haben eine gefäßerweiternde Wirkung, sind schmerzstillend, krampflösend, einschmelzend und auflösend, helfen auch bei Koliken. Bei Wunden, Brandwunden und Geschwüren nimmt man anfangs Wasser von 22° bis 25°, da kältere Temperaturen die Nerven reizen und Schmerzen verursachen!

Warme und heiße Kompressen werden feucht oder trocken angewendet. Sie verstärken die Durchblutung. Feuchte Wärme wirkt dabei stärker krampfstillend und schmerzlindernd als trockene Wärme, die eine mehr gefäßerweiternde Wirkung hat.

Für **trockene Auflagen** eignen sich Wärmeflaschen, Körner- oder Kräuterkissen (können in der Mikrowelle erhitzt werden) oder Ähnliches. Elektrische Heizkissen sind zwar praktisch, da sie eine gleichmäßige Wärme abgeben, aber riskant. Man muss den Hund ständig beaufsichtigen.

Kräuterkissen wirken weniger heftig als Kräuterdämpfe. Dafür füllt man in Säckchen aus weißen Baumwollstoff Lavendel, Kamille, Leinsamen oder Pfefferminze, lässt sie im wallenden Wasser fünf Minuten ziehen und legt sie so heiß sie vertragen werden, auf die kranke Stelle. Darüber legt man ein Flanelltuch und befestigt es mit einer Sicherheitsnadel (Vorsicht!).

Tiefliegende Prozesse im Kehlkopf oder in der Leber und in Gelenken können beeinflusst werden, in dem man heiße Säckchen mit Heublumen oder Mischungen aus Lavendel und Feldkümmel auflegt.

Verwendet man **trockene Kräuterkissen,** so werden sie in der Mikrowelle oder im Backofen erwärmt und dann aufgelegt. Auch sie sind sehr wirksam.

Zusätze

Kalte Wickel werden in der Regel **ohne Zusätze** angewendet, manchmal aber sind sie auch angezeigt: Lehmwasser hält länger kalt, Salz- und Essigzusätze verstärken die Wirkung auf die Haut.

Die **Gesamtwirkung der warmen Wickel, Auflagen und Kompressen** werden verstärkt durch Zusätze wie Kräuter, biochemische Salze (=Schüssler-Salze), ätherische Öle, Quark, Lehm und andere. Sie steigern die örtliche Reaktion und regen den Stoffwechsel an.

Wichtig! Ein sehr beliebtes Mittel sind Breiumschläge. Es empfiehlt sich, einen Brei wie z.B. Lehm, Quark, Heilerde o.ä., nicht direkt auf die Haut aufzutragen, sondern eine dünne Lage Verbandsmull darunter zu geben. Das erleichtert das schmerzlose Entfernen der nach dem Trocknen hart gewordenen Masse vom Fell.

Arnika (Arnica montana) ist ein bewährtes Wundheilmittel, das ebenso bei Insektenstichen, Prellungen, Verstauchungen, Zerrungen, Blutergüssen Sehnen- und Schleimbeutelentzündungen hilft, doch können einige Hunde allergisch auf Korbblütler reagieren. Deshalb niemals auf offenen Wunden und unverdünnt anwenden! Für Umschläge verwendet man die Tinktur 1:3 verdünnt mit Wasser.

Aromaöle (bitte nur hochwertige Öle kaufen!) werden mit heißem Wasser verdünnt (8 – 10 Tropfen auf ein Glas Wasser) und als Kompresse aufgelegt. Bei Verstauchungen, Prellungen oder Verbrennungen können Sie 2 – 3 Tropfen unverdünnt auf die Kompresse geben.

Augentrosttee (Euphrasia officinalis) – **Umschläge** mit kaltem Tee reinigen die Augen, helfen bei entzündeten Augen und stärken die Sehkraft.

Beinwellumschläge (Symphytum officinale) helfen bei Knochenbrüchen, Zerrungen, Verstauchungen und Verrenkungen. Schmerzen werden gelindert und Schwellungen gehen weg.
RP.: 100 g Beinwellwurzel in 1 Liter Wasser 10 Minuten kochen, abseihen und damit warme Umschläge machen. Tee unterstützt die Heilung.
In der Apotheke erhalten Sie Salben mit Beinwell (z.B. Taumeel ...)

Bockshornkleeauflage (Trigonella foenum graecum) hilft überall dort, wo Wärme bessert, sowie bei örtlichen Entzündungen und Eiterungen. Erst wenn alle „Giftstoffe" aus der vereiterten Wunde ausgeleitet wurden, kann sie zuheilen.

RP.: Mehrere gehäufte Esslöffel des gestoßenen Samens mit Wasser zu einem dickflüssigen Brei vermischen und unter ständigem Rühren zu einem dicken Brei kochen; auf ein dünnes Leinentuch fingerdick aufstreichen, zu einer Kompresse falten, auf die gewünschte Stelle geben.

Eberwurz- (Silberdistel-)wurzeln (Carlina acaulis), in 2 Teilen Wasser und 1 Teil Essig gekocht, können Wunden und Hautausschläge heilen.

Essig beschleunigt die **Reaktion** auf Wickel. Man nimmt dafür 1/3 Obstessig und 2/3 Wasser, niemals Essigessenz! Essig wird verwendet bei Prellungen, Zerrungen, Quetschungen, Entzündungen, Insektenstichen und Fieber.

Haferstroh (Avena stramentum) reizt die Haut weniger als Heublumen.

RP.: Nehmen Sie ein größeres Büschel, kochen es eine halbe Stunde in 5 Liter Wasser, lassen ein Wickeltuch sich vollsaugen in der Brühe und legen es an. Die Wirkung entspricht der der Heublumen.

Heublumen als Wickelzusatz regen den Stoffwechsel an und steigern die örtliche Reaktion. Bei beginnender Blutvergiftung wird eine Dampfkompresse mit Heublumensud so heiß wie möglich auf die erkrankte Stelle gelegt. So bald sie kalt wird, erneuern Sie sie.

RP.: 2-3 Handvoll Heublumen mit 4-5 Liter siedendem Wasser übergießen und etwa 30 Minuten ziehen lassen, abseihen, ein Wickeltuch sich vollsaugen lassen.

Der **Heublumensack** wird heiß verwendet, hat eine Tiefenwirkung, wirkt auflösend, schmerzstillend (das „Morphium der Naturheilkunde"), heilungs- und schlaffördernd. Er hilft bei oberflächlichen Erkrankungen (Furunkel...), bei Koliken, Magen-, Darm-, Leber- und Atemwegserkrankungen, bei allen **nicht** entzündlichen chronischen Schmerzen und Erkrankungen der Gliedmaßen und Gelenke, bei Rheuma.

RP.: Einen Sack in entsprechender Größe mit Heublumen füllen, gut verschließen, in ein Gefäß legen, mit kochendem Wasser übergießen und das Gefäß verschließen. Nach 5-10 Minuten wird er ausgepresst. Heusäcke gibt es auch fertig in der Apotheke zu kaufen.

Hirtentäschel (Capsella bursa-pastoris) hat eine blutstillende Wirkung. Auflagen unterstützen die Heilung bei äußeren Wunden und Quetschungen.

Huflattich (Tussilago farfara) ist seit alters her ein wichtiges Hustenmittel. Kneipp legte frische Huflattich-blätter bei Fieber auf die Brust und rühmte deren Heilkraft bei der Wundrose (=Erysypel). Eine Abko-chung aus Huflattichblätter dient bei Geschwüren oder Bindehautentzündungen als Auflage.

Kamillenblütenwickel oder **-kompressen** (Matricaria chamomilla) helfen bei schlecht heilenden Wunden, bei Entzündungen, Eiterungen, juckenden Hautaus-schlägen. Versuche zeigten, dass bei Umschlägen mit Kamillentee Hautentzündungen vollständig und schnell zurückgingen. Kamillenumschläge helfen auch bei Nieren- und Blasenleiden.
RP.: 3 Handvoll Kamillenblüten werden mit kochen-dem Wasser übergossen, 20 Minuten zugedeckt ziehen gelassen und abgeseiht.

Kartoffelwickel werden heiß bei chronischen Erkran-kungen wie Blasen-, Nieren-, Atemwegserkrankungen angewendet und sind schmerzstillend.
RP.: Kartoffeln werden gekocht und zu Brei gestampft. Die Masse in ein Leintuch geben, die Temperatur prüfen und auflegen. Man kann auch die gekochten und heißen Kartoffeln in ein Stoffsäckchen geben, breit drücken und auf die gewünschte Stelle „aufmodellie-ren". **Achtung!** Es ist sehr heiß!

Kohlumschläge (Brassica oleracea varietas capitata) sind in der Volksmedizin sehr beliebt als „giftausleitendes" Heilmittel. Sie bessern nicht nur Hautausschläge, sondern auch entzündete Herde im gesamten Körper, so auch bei Leberentzündungen, Neuralgien und Abszessen. Nicht auf offenen Wunden anwenden! **RP.:** Die äußeren grünen Weißkohlblätter werden vom Strunk befreit, weich und flach gebügelt, noch heiß aufgelegt und mit Tüchern abgedeckt um die Wärme zu speichern. Sie können nach 8 – 10 Stunden entfernt und im Hausmüll entsorgt werden.

Kalte Lehmpackungen wirken wärmeentziehend, abschwellend und binden Krankheitserreger und Ausscheidungsstoffe. Sie helfen auch bei schlecht heilenden Wunden und frischen Verbrennungen, bei Schwellungen, Insektenstichen, Entzündungen, juckenden Ekzemen, Abszessen und Phlegmonen.

Heiße Lehmpackungen helfen bei chronischen Gelenk- und Nierenerkrankungen. Sie können in der Mikrowelle heiß gemacht werden. Ein zusammengefaltetes Leinentuch rollen, den Brei auftragen, in ein trockenes Handtuch und danach in ein Flanelltuch wickeln und diese Kompresse so vorsichtig auf die kranke Stelle legen, dass Sie sie nicht verbrühen.

Lehm oder Heilerde entzieht der Haut nicht nur „Gifte" und Entzündungsstoffe, sondern auch Fett. Deshalb nur höchstens zwei Mal die Woche anwenden! Ansonsten ist sie frei von schädlichen Nebenwirkungen.

RP.: Luvos Heilerde Nr.2 wird mit Arnikatinktur, Essig oder einem anderen Kräuterabsud zu einem dicken Brei gerührt und aufgetragen. An der Luft trocken lassen, nicht bandagieren! Die Haut wird mit warmem Wasser gereinigt und mit Johannisöl oder einer fetthaltigen Salbe eingerieben, da der Lehm stark entfettend wirkt. **Achtung!** Bei offenen Wunden keimfreie Heilerde (Apotheke) verwenden!

Durch **Lehmwasserumschläge** bleibt der Umschlag/ die Kompresse länger kalt.
RP.: Lehmwasser wird hergestellt aus Heilerde mit einem Schuss essigsaurer Tonerde und kaltem Wasser, das Ganze so lange rühren, bis eine milchige Flüssigkeit entsteht. Damit wird eine Kompresse getränkt, aufgelegt und mit einer Wollbandage fixiert.

Leinsamen (Semen lini) sind beliebt als Auflagen. Sie kühlen, zerteilen, erweichen und heilen bei Geschwülsten, auch bei verhärteten Brustdrüsen und Analbeutelentzündungen. Sie werden als Auflage zur Furunkelreifung und bei Phlegmonen nur für kleinere Hautstellen gebraucht. Kneipp bevorzugte jedoch Bockshornklee wegen der kräftigeren Wirkung.

Meersalz hilft bei Erkältungskrankheiten und Krankheiten der Luftwege, bei chronischen Gelenkerkrankungen. Dafür nehmen Sie pro Liter kaltes Wasser 2 – 3 Esslöffel.

Milchwickel haben neben der Wirkung des Wassers noch eine Reihe von besonderen Heilwirkungen.

- Sie wirken durch die geringen, in die Haut eindringenden Eiweißstoffe umstimmend und steigern die Abwehrkräfte des Körpers
- sie bewirken eine Ausscheidung von Krankheitsstoffen durch die Haut
- sie wirken stärker erweichend, abschwellend und antiphlogistisch als Wasserwickel.

Jeder Wasserwickel kann auch als Milchwickel angewendet werden. Rohe Magermilch wird auf 40 – 50°C erwärmt, aber nicht gekocht.

Eine **zusätzliche Wirkung** erreicht man durch eine Mischung je zur Hälfte mit Milch und einer Abkochung indizierter Kräuter; z.B. mit Arnika bei Verletzungen, Quetschungen, Rheuma...; mit Beinwell, mit Kamille, mit Kalmus...

Kalte Quarkwickel haben eine wärmeentziehende und entzündungshemmende Eigenschaft, sind antibakteriell und reinigend, erfrischen nach Anstrengungen. Sie helfen bei Verbrennungen, Ekzemen, Insektenstichen, Wundheilungsstörungen. Wird er mit Milch verdünnt, kann man ihn besser streichen. Die Masse wird auf ein Tuch aufgetragen, eine dünne Mullschicht darüber gegeben und aufgelegt. Er bleibt auf der Haut, bis die Quarkschicht getrocknet ist.

Ringelblumenumschläge (Calendula officinalis) wirken hervorragend bei Wunden, Quetschungen, Blutergüssen, Muskelzerrungen, bösartigen eitrigen Wunden, krebsartigen Geschwüren...

RP.: setzen Sie 2 Hände voll frischer Ringelblumenblätter in 1 Liter hochprozentigem Weingeist an, stellen dies 2 Wochen in die Sonne; täglich schütteln. Dann abseihen, den Rückstand in ¾ Liter gekochtes und abgekühltes Wasser 3 Stunden ansetzen, wieder abseihen, filtern und mit dem Weingeist vermischen. Die Umschläge bei geschwürigen Wunden im Wechsel mit Ringelblumensalbe anwenden.

Salbeitee (Salvia officinalis) – Waschungen und Auflagen fördern die schnelle Heilung alter, eiternder Wunden.

Salzwickel sind hautreizend und helfen bei Erkältungskrankheiten.
Heiße Salzwickel können bei Erkältungs- und Atemwegserkrankungen angewendet werden.
RP.: 1 – 2 Esslöffel Meersalz auf 1 Liter kaltes Wasser.

Sanikel (Herba saniculae) wird bei frischen Wunden und Quetschungen, bei offenen Wunden, Geschwüren, Ausschlägen und Brüchen angewendet. Sanikel hat eine reinigende Wirkung und fördert eine schnelle Heilung.
Verwendet werden Auflagen aus frischen Blättern oder mit einem Absud aus getrockneten Blättern.

Sauerkraut wird bei Hautabschürfungen, Brandwunden und Hautentzündungen direkt aufgelegt und umwickelt.

Tannenreisigabsud bewirkt eine verstärkte Hautdurchblutung, macht sie robuster und widerstandsfähiger und hilft bei rheumatischen Erkrankungen vor allem auch bei Tieren.
RP.: Ca. 1,5 kg grüne Tannenreisig oder kleingehackte junge Tannenzapfen werden in 15 Liter kaltem Wasser angesetzt, dann 24 Stunden stehen lassen, aufkochen und 2 Stunden köcheln lassen. Damit werden Wickel oder Bäder hergestellt.

Zinnkraut (Schachtelhalm = Equisetum arvense) wird empfohlen bei schlecht heilenden Wunden und nässenden Ekzemen.
RP.: 3 Handvoll Zinnkraut in 3 Liter Wasser eine halbe Stunde kochen lassen; abkühlen und abseihen.

Warme Zwiebelwickel (Allium cepa) helfen bei Entzündungen der Ohren, bei Harnwegserkrankungen, Bronchitis und Gelenkschmerzen.
RP.: Zwiebel schälen und hacken, kurz erwärmen, auf ein Tuch legen und leicht den Saft auspressen. Als Päckchen auf das Ohr legen, abdecken und befestigen.

Wickel mit Retterspitz Animal Liquid

Seit vielen Jahrzehnten haben sich Retterspitz-Wickel bei Tieren bewährt. Dabei wird auf die Durchblutung eingewirkt, über Leber und Nieren entgiftet, Körperfunktionen werden stabilisiert, Abhärtung, Vorbeugung, Rehabilitation und Regeneration gefördert.

Die Retterspitz-Wickel sind auch beim Tier eine auf die Haut und durch die Haut wirkende Behandlung, wobei das Fell die Wirksamkeit nicht vermindert. So ist es vor allem die typische Dunstatmosphäre, die sich während des Einwirkens entfaltet und die in ihrer Intensität weit über die Wirkung eines einfachen Wasserwickels hinausgeht.

Durch den ca.15°C kalten Wickel kommt es anfangs zu einem starken Kältereiz, die Durchblutung wird gedrosselt und die Gefäße verengen sich, die Schmerzen werden gelindert.

Danach reagiert der Körper mit gesteigerter Durchblutung und erwärmt so den gewickelten Bereich. Erreicht die Hauttemperatur 28°C, lösen sich die Inhaltsstoffe aus dem Liquid, bei 37°C beginnen die Extraktstoffe in die Dunstatmosphäre des Wickels auszutreten. Die Haut wird vollständig durchblutet.
Nach etwa ein bis zwei Stunden lässt die Wirkung nach und der Wickel wird abgenommen.

Die wichtigsten Inhaltsstoffe und ihre Wirkung im Liquid:

- **Thymol** = Öl des Thymian (Thymus vulgaris): bei Schmerzen, Verrenkungen und Verstauchungen, Quetschungen, Entzündungen, Fieber, Bronchitis, Husten
- **Rosmarinöl** (Rosmarinus officinalis): bei Zerrungen, Verstauchungen, schlecht heilenden Wunden, Nervenschmerzen
- **Arnikatinktur** (Arnica montana): bei Prellungen, Blutergüsse, Verstauchungen, Verrenkungen, Gelenkentzündungen, Muskelkater, Hautentzündungen, Insektenbissen, zur Wundbehandlung (über offene Wunden vor der Behandlung eine sterile Kompresse legen).

Wann wird der Retterspitz-Wickel angewendet?

- zur Unterstützung der Regeneration nach intensiver Anstrengung
- nach Verletzungen jeglicher Art
- zur Kühlung, Entlastung und schneller Regeneration von Sehnen, Bändern, Muskeln und Gelenken
- bei Entzündungen
- bei Verletzungen und Entzündungen der Pfoten
- zur Beseitigung von Schwellungen
- zur Kühlung bei fieberhaften Erkrankungen, Zwingerhusten
- bei Hauterkrankungen, z.B. Räude, zur Hautpflege; Juckreiz, allergische Hauterkrankungen, Insektenstichen
- bei Koliken und Muskelkrämpfen

Was wird benötigt?

- Retterspitz Animal Liquid
- Retterspitz Animal Wickelbandage für Glied-maßen (nur bei sehr großen Hunden = Größe S für Ponys) = 120 x 12 cm) oder je nach Größe des Hundes eine elastische Binde und für innen ein elastisches Baumwollgewebe in gleicher Länge und Breite oder einen Kinder-Baumwollstrumpf, Verschluss dafür
- für einen Wickel ein der Größe des Tieres entsprechendes Molton/Baumwolltuch für außen und für innen ein schon mehrfach gewaschenes Baumwoll- oder Leinentuch
- Befestigung dafür
- Gefäß
- kaltes Wasser.

Wie wird es gemacht?

- Schütteln Sie kräftig die Flasche, damit sich der Bodensatz verteilt
- Retterspitz Animal Liquid mit sauberem, kaltem Wasser 1:1 in einer Glas- oder Metallschüssel mischen
- Innenwickel in der Lösung einweichen
- gut auswringen
- möglichst ohne Falten um die zu behandelnde Stelle wickeln
- Legen Sie das Außentuch ohne Zwischentuch glatt darüber und befestigen es so, das es sich nicht verschiebt, aber auch nicht die Durchblutung beeinträchtigt

- Heiße Retterspitz-Wickel werden ausschließlich bei Koliken und Krämpfen angewendet. Da wird das Leinentuch nicht in kaltes, sondern in heißes Wasser getaucht
- Selten muss bei sehr empfindlicher Haut das Liquid stärker verdünnt werden, je nach individueller Reaktionslage des Hundes 1:3, 1:5, 1:7 oder auch 1:10
- Restliche Mischung höchstens bis zu zwei Tagen im Kühlschrank aufheben
- der Wickel bleibt je nach Anwendungsgebiet ein bis einenhalb Stunden angelegt und wirksam. Wichtig ist, dass sich der Wickel richtig erwärmt, nur so kann es zur typischen Retterspitz-Dunstatmosphäre kommen

Reterspitz Animal Wickelbandage
Spezialtextilien zur Anwendung mit Retterspitz Animal Liquid.

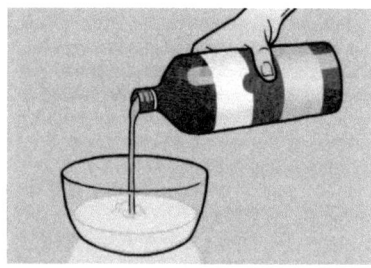 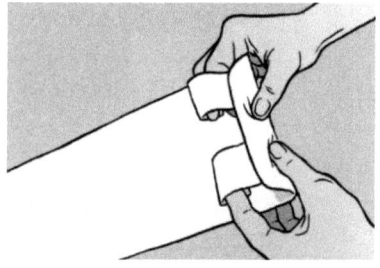

kaltes Wasser im Verhältnis 1:1 mit Retterspitz Animal Liquid in einer Glas- oder Metallschüssel mischen

Den Klettverschluß nach innen umschlagen und das Außentextil als erstes aufwickeln

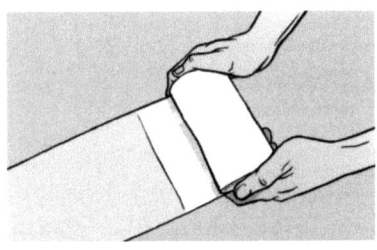

Wickelbandage bis zum Innenwickel (Mittelklett) aufrollen

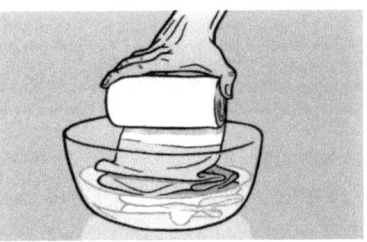

Nur den Innenwickel in der Lösung einweichen und anschlies-
send gut auswringen, bis es nicht
mehr tropft

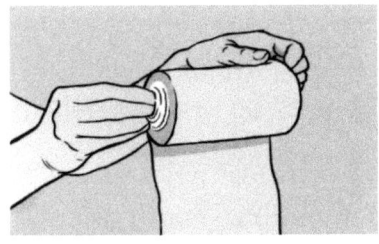

Den gesamten Wickel bis zum
Ende aufrollen

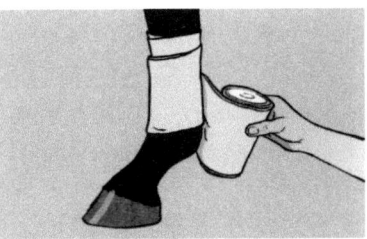

Feuchte Innenbandage möglichst
ohne Falten um die zu behandelnde Stelle wickeln

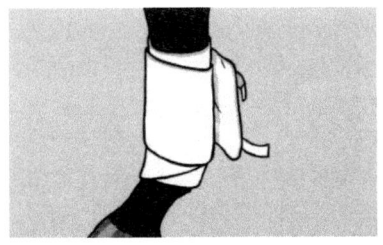

Außenbandage über die Innenbandage wickeln

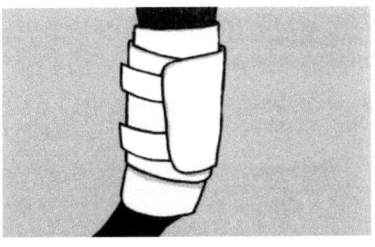

Außenbandage gut mit den Klett-
verschlüssen fixieren

Mehr Information erhalten Sie direkt von der Firma Retterspitz GmbH unter **www.retterspitz-animal.de** oder unter
Telefon 0911-50700-845.

Dämpfe und Inhalationen

Dämpfe sind Heißanwendungen, bei denen der Wasserdampf auf den Körper oder einzelne Körperteile einwirkt. Sie werden hauptsächlich für lokale Anwendungen gebraucht. Dämpfe sind schmerzstillend und krampflösend und haben aus- und ableitende Wirkung. Durch die lokale Erwärmung kommt es zur Gefäßerweiterung, die Durchblutung wird gefördert und dadurch das Herz entlastet.

Dämpfe zum Einatmen oder die auf Augen und Ohren wirken sollen, dürfen nicht übermäßig warm oder zu heiß angewendet werden!

In seinem Buch „Mein Testament für Gesunde und Kranke" schreibt Kneipp: *„Ich bin auch hierin zu der Überzeugung gekommen: nur nicht zu viel, so daß ich nur in seltenen Fällen die Dämpfe gebrauche, nämlich nur dann, wenn starke Verhärtungen vorhanden sind. Ich gebrauche zum Auflösen und Ausleiten meistentheils viel lieber Güsse und Auflagen. Besonders warne ich vor zu vielen Dämpfen."..*

...„Reinen Wasserdampf gebrauche ich fast nie mehr, nachdem ich mich überzeugt habe, dass, wenn man Kräuter daran mischt, der Geruch viel besser und auch die Einwirkung eine viel größere ist."

Kräuterdämpfe haben eine doppelte Wirkung: erstens durch den Dampf, zweitens durch die flüchtigen Bestandteile der Kräuter.

Inhalationen wirken hauptsächlich durch das Einatmen von schleim- und krampflösenden, sowie entzündungshemmenden Arzneimitteln bei Erkrankungen der Luftwege.

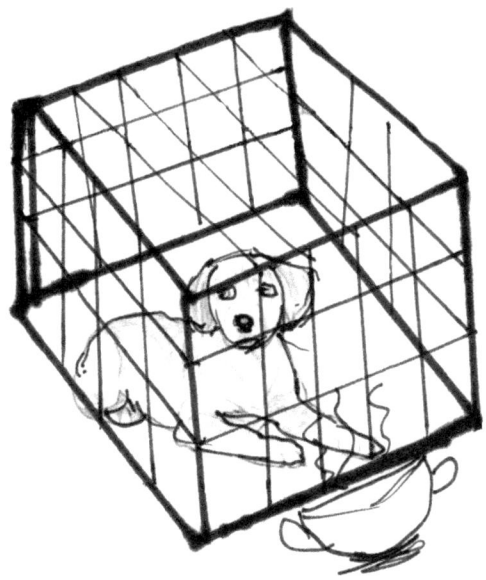

Ich habe gute Erfahrungen mit **Teebaumöl** gemacht, das eine antibiotische, antivirale und antimykotische Wirkung hat. In der „Erkältungszeit" gebe ich in eine Schale Wasser 1 – 2 Tropfen des Öls und stelle sie auf die Heizung.

Wie wird es gemacht?
Die meiner Meinung beste und ungefährlichste Möglichkeit ist, wenn Sie einen Topf mit kochendem **(Vorsicht!)** Wasser und den entsprechenden Kräutern auf den Boden stellen, ein Sieb darüber legen und sich mit Ihrem **kleinen Hund** und Topf zusammen unter die

Decke setzen. Sollten Sie eine Transportbox haben, so schließen Sie die Tür und stellen den Topf davor; Decke darüber nicht vergessen. Bei einem **größeren Hund** bevorzuge ich einen kleinen Tisch, darüber ein Bettlaken und eine Wolldecke. In dieses „Zelt" setzen Sie sich mit ihrem Hund.

Der Kopfdampf

Er eignet sich gut bei Erkältungen mit Schnupfen, Bronchitis, Husten, bei Entzündungen der Nasennebenhöhlen und des Ohres. Kneipp empfiehlt es auch bei Augenleiden, allerdings müssen die Augen mit einem Tuch vor dem heißen Dampf geschützt werden.

Kneipp empfahl als Zusatz zum Kopfdampf gemahlenen Fenchel, der seiner Erfahrung nach vorzüglich für die Augen ist, der auch eine innerliche Wirkung z.B. auf den Magen hat. Aber auch Schafgarbe, Brennnessel, Kamille, Thymian, Anis, Bohnenkraut, Salbei, Minze, Spitzwegerich, Lindenblüten und andere Kräuter sind geeignet. So gibt man etwa eine Handvoll gemischter Kräuter oder/und vom gemahlenen Fenchel einen Esslöffel voll in das kochende Wasser.

Ebenso können ätherische Öle oder Extrakte dem Dampf zugesetzt werden. Verwenden Sie jedoch höchstens 1 – 2 Tropfen, damit die Schleimhäute nicht gereizt werden. Beachten Sie bitte auch, dass Hunde eine sehr geruchsempfindliche Nase haben!

Kleinere Hunde nehmen Sie auf den Schoß, stellen einen großen Topf mit dem dampfenden Tee, Salzwasser oder ähnlichem auf einen Stuhl vor sich, legen einen Sieb darüber und über sich, dem Hund und dem Topf eine Decke.

Diese Dampfbehandlung dauert etwa 15 – 20 Minuten. Danach gründlich trocken reiben und etwas ruhen.

Der Ohrendampf

Bei krampfhaften Ohrenschmerzen, hervorgerufen durch Erkältung oder einer Mittelohrentzündung, hilft ein Kamillendampf. Er hat auflösende und schmerzlindernde Wirkung. Ein Absud von Taubnessel, Brennnessel oder Schafgarbe kann ebenfalls eine gute Wirkung auf die Ohren haben. Eibischdampf erweicht und löst Verkrustungen im Ohr.

Hier eignet sich am besten eine Kaffee- oder Teekanne mit kochendem Tee, die so nah wie möglich an das Ohr gehalten wird.

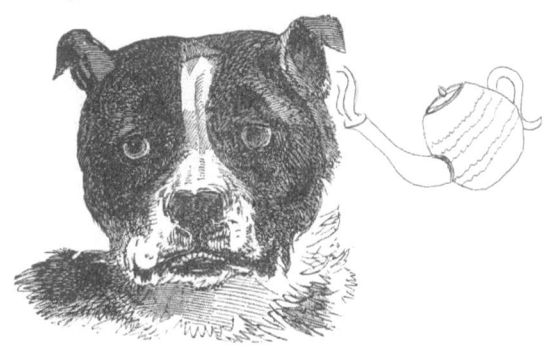

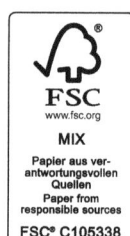